AF220241

Häusliche Pflege

Wie Sie als Angehöriger die Pflege zu Hause einschätzen und organisieren, gekonnt in Ihren Alltag integrieren und Unterstützungsleistungen beantragen - inkl. Praxistipps

Martina Seefeld

INHALT

Das erwartet Sie in diesem Buch

Wenn ein Familienangehöriger plötzlich pflegebedürftig wird, ist das nicht nur für den Betroffenen selbst, sondern ebenso für seine Familie mit großer Unsicherheit verbunden. Zwischen den Erwartungshaltungen der Pflegebedürftigen und dem Pflichtgefühl der erwachsenen Kinder werden Gefühle und Gesundheit der Pflegenden schnell Nebensache. Sie befinden sich bereits in dieser oder einer ähnlichen Situation oder wollen sich frühzeitig darauf vorbereiten? In diesem Buch erfahren Sie, wie Sie in der täglichen Routine von Arbeit, Familie und Pflege nicht einfach nur funktionieren, sondern wie Sie diese zufriedenstellend organisieren können.

In diesem Ratgeber lernen Sie, die Pflegesituation realistisch einzuschätzen. Wie hoch ist der Pflegeaufwand und können Sie diesen allein oder mit Hilfe eines Netzwerks stemmen? Kann die Pflege im häuslichen Wohnumfeld sichergestellt werden und sind die geplanten Maßnahmen finanzierbar? All das gehört zur gedanklichen Vorbereitung. Im zweiten Teil des Buchs finden Sie umfassende Informationen zu den Leistungen der Pflege- und Krankenversicherung und dazu, wie Sie diese für sich nutzen können. Hierbei geht es nicht nur um die anfängliche Organisation des Pflegealltags, sondern auch darum, wie Sie sich als pflegender Angehöriger Entlastung schaffen können. Im letzten Teil des Ratgebers erhalten Sie das Handwerkzeug für den Umgang mit drei häufig vorkommenden Situationen im Pflegealltag. Dort finden Sie die wichtigsten Informationen kompakt zusammengefasst. Auf der letzten Seite des Ratgebers finden Sie weiterführende Links.

Angehörige zu Hause pflegen – was das für Sie bedeutet

Laut Statistischem Bundesamt gab es im Jahr 2019 etwa 4,1 Millionen pflegebedürftige Menschen. Davon wurden ca. 80 % zu Hause versorgt. Ca. 63 % wurden allein von

Angehörigen gepflegt, ohne Beteiligung eines Pflegedienstes. Der Anteil der Pflegebedürftigen ist seitdem gemäß der aktuellen Pflegestatistik des Bundesgesundheitsministeriums auf 4,88 Millionen angestiegen. Laut der VdK-Pflegestudie von Mai 2022 besteht mehrheitlich der Wunsch, zu Hause gepflegt zu werden.

Nur 2,3 % der befragten pflegebedürftigen Personen können sich vorstellen, in ein Pflegeheim umzuziehen. 72 % der pflegenden Angehörigen sind weiblich. Ca. 30 % der befragten Angehörigen übernehmen bereits mehr als sechs Jahre die pflegerische Versorgung. 59 % der Befragten gaben an, ihre eigene Gesundheit zu vernachlässigen. Die Sorgearbeit im häuslichen Umfeld ist nicht zu unterschätzen. Nicht ohne Grund werden pflegende Angehörige häufig als größter Pflegedienst in Deutschland bezeichnet. Für viele Pflegende ist die Versorgung eines Angehörigen allerdings mit Selbstaufgabe verbunden. Sie stellen eigene Bedürfnisse zum Wohl des Betroffenen zurück. Ein prüfender Blick und eine realistische Einschätzung im Vorfeld können dies verhindern.

DEN PFLEGEAUFWAND EINSCHÄTZEN

Den Pflegeaufwand realistisch einzuschätzen, ist für Laien schwer. Ihnen fehlen das krankheitsspezifische Fachwissen und der geübte Blick der Pflegefachkraft, mit dem sie feststellen können, welche Erkrankungen und Einschränkungen zu welchem Hilfebedarf führen. Daher ist es ratsam, sich Unterstützung in Form einer Pflegeberatung zu holen. Bei Bedarf kommt der Beratende zu Ihnen nach Hause, um sich den pflegebedürftigen Angehörigen und die Wohnsituation anzuschauen. Er erstellt gemeinsam mit Ihnen einen Plan, welche Tätigkeiten übernommen werden müssen und wer dafür einbezogen wird. Er unterstützt Sie zudem beim Ausfüllen von Anträgen und Formularen und bei der Erstellung von Widersprüchen.

Unabhängig davon erhalten Sie hier einen ersten Eindruck davon, welche Faktoren einen großen Einfluss auf den Pflegebedarf haben.

Dauer: Ob die Pflegebedürftigkeit vorübergehend oder dauerhaft ist, ist je nach Krankheitsbild leicht oder schwer einzuschätzen. Auch der fortschreitende Verlauf einer Erkrankung macht es notwendig, den Hilfebedarf und die damit verbundenen Maßnahmen immer wieder neu zu prüfen und anzupassen. Drei Beispiele dazu:

Beispiel 1: Frau Müller stürzt in ihrer Wohnung und bricht sich den Oberschenkelhals. Sie wird im Krankenhaus operiert und darf im Anschluss das Bein sechs Wochen gar nicht oder nur zum Teil belasten. In dieser Zeit ist sie zur Kurzzeitpflege in einem Pflegeheim untergebracht, weil ihre Familie weit entfernt wohnt. Im Pflegeheim liegt sie die meiste Zeit im Bett, weil sie Schmerzen hat.

Das Personal kann sie nicht motivieren, aufzustehen und am Alltag teilzuhaben. Nach sechs Wochen wird sie in eine Reha-Klinik übergeleitet. Die Therapien macht Frau Müller aufgrund der Schmerzen nur bedingt mit. Der Erfolg der Maßnahme bleibt aus und sie ist auf einen Rollstuhl angewiesen. Sie benötigt nun umfassende Hilfe zu Hause, da sie die Wohnung nicht allein verlassen kann und unsicher steht. Frau Müller hat Angst, erneut zu stürzen. Was zu Beginn versäumt wird, kann häufig später nicht mehr nachgeholt werden. Bei diesem Beispiel kann von einer dauerhaften Pflegebedürftigkeit ausgegangen werden.

Beispiel 2: Frau Meier ergeht es ähnlich wie Frau Müller. Sie stürzt ebenfalls in ihrer Wohnung und bricht sich den Oberschenkelhals. Krankenhausaufenthalt und Ruhigstellung sind identisch. Doch Frau Meier wohnt im Haus ihrer Tochter, sodass sie nach der Operation direkt nach Hause fahren kann. Die Tochter von Frau Meier kümmert sich umgehend beim Hausarzt um einen Hausbesuch wegen der anhaltenden Schmerzen. Er verschreibt ihr ein neues Medikament, das sie täglich nehmen soll. Außerdem verordnet er Physiotherapie, denn auch bei Teilbelastung kann das Bein trainiert werden.

Die Therapeuten zeigen Frau Meier ein Eigenübungsprogramm, dass sie gemeinsam mit ihrer Tochter täglich durchführt. Nach sechs Wochen hat Frau Meier keinerlei Schmerzen und freut sich auf die Reha. Dort macht sie jede Therapiestunde motiviert mit und lernt wieder, sicherzugehen. Als sie nach Hause kommt, benötigt sie keine Hilfe mehr. Nur außer Haus benutzt sie nun aus Sicherheitsgründen einen Rollator zum Gehen. Bei diesem Beispiel kann von einer vorübergehenden Pflegebedürftigkeit ausgegangen werden. Vor der Reha-Maßnahme ist der Erfolg noch nicht absehbar. Dieser kann sich auch erst Monate nach der Reha einstellen, wenn kontinuierlich Physiotherapie zu Hause gemacht wird.

Beispiel 3: Herr Schulze ist in letzter Zeit immer vergesslicher. Seinen Kindern fällt auf, dass er nicht mehr weiß, wann sie zu Besuch waren oder was er einkaufen wollte. Er verlegt häufig Dinge und sucht dann stundenlang danach. Seit einiger Zeit weigern sich Bekannte, mit ihm Auto zu fahren, da er häufig Verkehrsschilder übersieht. Kleine Unfälle und Blechschäden beim Einparken sind keine Seltenheit. Seine Kinder werden mit ihm bei einem Facharzt vorstellig. Dieser stellt eine Altersdemenz fest, verordnet ein Medikament und empfiehlt regelmäßige

Gedächtnisübungen. Der Facharzt rät der Familie, einen Pflegegrad zu beantragen.

Da sich Herr Schulze noch selbst versorgen kann, bekommt er einen niedrigen Pflegegrad. Seine Kinder schauen täglich nach ihm und kochen ihm Mahlzeiten. Die Hausarbeit übernimmt eine Reinigungshilfe. Der Senior kommt gut mit der Hilfe zurecht und die Familie muss sich keine großen Sorgen machen. Einige Monate später verschlechtert sich sein Zustand. Er wäscht sich nicht mehr und trägt schmutzige Kleider. Nachbarn beschweren sich, dass er nachts laut nach Hilfe rufen würde, weil er nicht weiß, wo er ist. Die Kinder übernachten nun immer im Wechsel bei ihm und betreuen ihn auch tagsüber stundenweise. Darunter leiden die eigene Familie und die Arbeitsleistung, sodass sie überlegen, ihn in einem Pflegeheim unterzubringen.

Wie Sie sehen, ist es wichtig, in regelmäßigen Abständen die Pflegesituation zu reflektieren. Hat sich der Zustand und der Hilfebedarf verändert? Wenn ja, was können Sie tun, um die Pflege besser zu organisieren? In diesem Zusammenhang können die Beratungsbesuche durch einen Pflegedienst hilfreich sein. Dieser betrachtet Ihre Situation objektiv und kann nützliche Tipps geben oder Maßnahmen für Sie in die Wege leiten.

Pflegetätigkeiten: Wissen Sie bereits, bei welchen Tätigkeiten Ihr Angehöriger Hilfe benötigt? Bei vielen älteren Menschen beginnt der Hilfebedarf im Bereich der Hausarbeit oder beim Einkaufen. Es fällt ihnen schwer, auf Leitern zu steigen, sich zu strecken, zu bücken oder Getränkekisten zu tragen. Häufig gibt es aber noch viele andere Kleinigkeiten, die Sie übernehmen, die Ihnen aber aktuell nicht einfallen. Vielleicht helfen Sie Ihren Eltern beim Einstieg in die Dusche, beim Anziehen von Socken und Schuhen oder achten darauf, dass sie ihre Medikamente einnehmen und ausreichend trinken. Je schwerer die Erkrankung, desto höher wird der Hilfebedarf sein. Es ist nötig, bei der täglichen Morgen- und Abendpflege zu helfen, beim Gehen und bei Toilettengängen zu unterstützen. Wenn psychische Problemlagen bestehen, bspw. eine Depression, ist die Unterstützung oft in Form von Tagesstrukturierung und

Beschäftigung notwendig. Egal, in welchem Stadium sich Ihre Angehörigen befinden, schreiben Sie für sich alle Tätigkeiten auf, bei denen sie unterstützen. Notieren Sie auch alle Unterstützungsangebote, die abgelehnt werden. Auf Basis dieser Liste können Sie den nächsten Punkt besser einschätzen.

Zeitaufwand: Wie viel Zeit benötigen Sie für die Versorgung des Pflegebedürftigen? Wenn Sie nur bei Kleinigkeiten unterstützen, ist die Hilfe vermutlich punktuell. Sie unterstützen an einem bis zwei Tagen pro Woche für wenige Stunden. Steigt der Hilfebedarf, sind Sie schnell täglich zu verschiedenen Zeiten eingebunden. Wenn Sie diese Stufe erreicht haben und die Betreuung allein stemmen, ist Entlastung nötig. Die höchste Stufe erreicht der Pflege- und Zeitaufwand, wenn Sie Tag und Nacht vor Ort sein müssen, weil sonst lebensbedrohliche Situationen entstehen, bspw. weil Ihr Familienmitglied an Demenz leidet und vergisst, den Herd abzuschalten, oder das Haus verlässt und nicht wieder zurückfindet. In diesem

Fall sollten Sie sich dringend Unterstützung suchen.

Wenn Sie sich unsicher sind, dann führen Sie ein Pflegetagebuch. In diesem notieren Sie alle Zeiten und Tätigkeiten, die Sie übernommen haben. Nach mindestens zwei Wochen haben Sie genügend Informationen gesammelt, um sich und anderen Familienmitgliedern zu verdeutlichen, wie aufwendig die Versorgung des Betroffenen ist. Etwas schwarz auf weiß zu sehen, kann dabei helfen, Situationen realistisch einzuschätzen und nicht zu verharmlosen.

DIE FAMILIÄRE BEREITSCHAFT FÜR DIE VERSORGUNG BEURTEILEN

Sie kennen nun den Hilfebedarf und den damit verbundenen Zeitaufwand. Als nächsten Schritt beurteilen Sie, wer Teile der Pflege übernehmen kann. Im besten Fall können Sie sich ein Hilfsnetzwerk aufbauen. Nehmen Sie sich auch hier wieder Zettel und Stift zur Hand. Notieren Sie alle

Personen, die dem Pflegebedürftigen nahestehen und Aufgaben übernehmen könnten. Ganz oben stehen häufig die Kinder, Schwiegertöchter und -söhne sowie Enkel. In Betracht kommen aber auch Neffen und Nichten oder gute Freunde, Bekannte und Nachbarn.

Die Pflegepersonen sollten nicht zu weit entfernt wohnen. Die Nichte, die in Kanada arbeitet, wird die Pflege nicht unterstützen können. Überlegen Sie im nächsten Schritt, ob und was diese Personen bereits für den Betroffenen machen. Wenn die jugendlichen Enkel gern zweimal wöchentlich zu Besuch kommen, können Sie das nutzen. Bei dieser Gelegenheit können sie ein gekochtes Essen mitbringen und mit Oma oder Opa gemeinsam essen und auf die Einnahme der Medikamente achten. Fragen Sie gezielt bei den möglichen Unterstützern nach, welche Tätigkeiten sie übernehmen können. Nicht jeder will den Eltern beim Toilettengang helfen, beim Duschen unterstützen oder die Füße eincremen. Wenn Sie alle Informationen gesammelt haben, entwerfen Sie einen Wochenplan. Können alle Lücken geschlossen werden oder sind Sie und Ihr Netzwerk damit überfordert? Wenn dem so ist, ist das ein eindeutiges Zeichen dafür, professionelle Hilfe zu organisieren.

DAS WOHNUMFELD PRÜFEN

Im ersten Schritt haben Sie den Pflegeaufwand eingeschätzt. Dabei sind Ihnen gedanklich vielleicht schon ein paar Stolpersteine in der Wohnung des Pflegebedürftigen aufgefallen. Besonders, wenn Ihr Angehöriger in einem älteren Haus wohnt, werden Sie feststellen, dass die Pflege ohne Hilfsmittel oder sogar Umbaumaßnahmen nicht zu bewerkstelligen ist. Genau das festzustellen, ist als Laie schwer. Daher empfehle ich Ihnen, sich entweder durch eine Wohnberatungsstelle beraten zu lassen oder eine entsprechende Checkliste zu nutzen. Eine umfangreiche Liste zum Download finden Sie zum Beispiel auf der Webseite des Vereins Stadtteilarbeit e. V. aus München. Wichtig ist unter anderem, ob im Wohnumfeld Schwellen und Stolperfallen vorhanden sind. Diese können in Zukunft Ursache für Stürze sein und sollten beseitigt werden. Wenn Ihr Familienmitglied auf einen Rollstuhl angewiesen ist, müssen Türen breit genug sein.

Das Treppensteigen wird im Alter ebenfalls zu einer großen Hürde. Der Einbau eines Treppenlifts kann die Selbstständigkeit in den eigenen vier Wänden verbessern und für mehr Lebensqualität sorgen. Wenn die Zimmer in einem älteren Eigenheim unvorteilhaft angeordnet sind, bspw. weil die Schlafräume in der oberen Etage sind, denken Sie über eine Neuanordnung nach, sodass sich alle genutzten Zimmer im Erdgeschoss befinden. Auch das Badezimmer ist häufig nicht passend ausgestattet und gibt Anlass zur Sorge. Es ist zu eng und mit Hilfsmitteln nicht befahrbar oder der Einstieg in Badewanne und Dusche können nicht mehr bewältigt werden. Wie Sie sehen, gibt es viele Faktoren zu bedenken.

Es gibt zahlreiche Hilfsmittel, mit denen Sie die Pflege zu Hause erleichtern können. Durch eine Beratung im Sanitätshaus erhalten Sie einen Einblick in Ihre Möglichkeiten. Wenn Sie vorab bereits recherchieren wollen, schauen Sie sich in einer Hilfsmitteldatenbank um, bspw. von Rehadat.

DIE FINANZIELLE SITUATION KENNEN

Auch der letzte Teil dieses Kapitels ist nicht zu unterschätzen. Mit einem Pflegefall in der Familie verändert sich die finanzielle Belastung aller Beteiligten. Wichtig ist, dass Sie sich zunächst einen Überblick über die Finanzen des Pflegebedürftigen verschaffen. Wenn Sie bislang keine Vollmacht haben, sollten Sie sich diese nun geben lassen, ansonsten können Sie nicht tätig werden. Schauen Sie sich an, welche Einkünfte und welche Ausgaben der Pflegebedürftige hat.

Einkommen:

• gesetzliche, private und betriebliche Renten und Pensionen

• Einkünfte aus Vermietung und Verpachtung

• Zinsen und Dividenden

- Zuwendungen von Familienangehörigen
- Einkommen aus Erwerbstätigkeit (Minijob oder selbstständige Tätigkeit)
- Sozialleistungen, bspw. Wohngeld oder Grundsicherung im Alter

Ausgaben:
- Miete und Nebenkosten
- Instandhaltungskosten bei selbst genutzten Immobilien
- Lebensmittel, Drogerieartikel, Tabakwaren
- Auto und/oder öffentliche Verkehrsmittel
- Bekleidung
- Freizeit und Kultur
- Beiträge für private Versicherungen
- Kosten für Gesundheit und Vorsorge (Medikamente, Hilfsmittel, Fußpflege etc.)
- haushaltsnahe Dienstleistungen (Gärtner, Reinigungshilfe, Lieferservice, Essen auf Rädern etc.)
- Zuwendungen an Familienangehörige
- etc.

Die Liste zeigt beispielhaft, mit welchen Einkommens- und Ausgabearten Sie kalkulieren können. Wie sieht das Resultat der Gegenüberstellung aus? Prüfen Sie ebenfalls, ob Sie Ausgaben reduzieren können. Sind zum Beispiel drei Zeitungsabonnements notwendig oder ist auch eines ausreichend? Werden noch alle privaten Versicherungen benötigt? Besteht eventuell eine private Pflegeversicherung, die im Pflegefall Kosten übernimmt oder ein monatliches Pflegegeld auszahlt? Kann Ihr Familienmitglied noch sicher Auto fahren oder kann dieses abgeschafft werden?

Häufig besteht großes Einsparpotential. Vergessen Sie aber nicht, dies mit dem Betroffenen abzusprechen. Schnell fühlt sich ein Senior oder eine Seniorin bevormundet, wenn über seinen oder ihren Kopf hinweg entschieden wird. Das Geld, was Sie einsparen konnten, können Sie in Zukunft in eine gute Pflege investieren. Hinzu kommen natürlich noch Leistungen der Pflegeversicherung. Die Höhe richtet sich nach dem Pflegegrad. Darauf gehe ich im nächsten Kapitel detaillierter ein.

Neben der finanziellen Situation Ihres Angehörigen sollten Sie auch Ihre eigenen Finanzen oder die anderer Pflegepersonen überdenken. Müssen Sie oder ein Familienmitglied den Beruf zugunsten der Pflege aufgeben oder die Arbeitsstunden reduzieren? Wie wirkt sich das auf Ihre eigene Rente aus? Kennen Sie alle Pflegeleistungen, die dem Pflegebedürftigen und Ihnen zustehen, und schöpfen Sie diese vollständig aus?

Laut der VdK-Pflegestudie von Mai 2022 beziehen ca. 82 % der Pflegebedürftigen Pflegegeld. Deutlich weniger Betroffene nutzen weitere Unterstützungsleistungen, wie einen ambulanten Pflegedienst (37,7 %), Verhinderungspflege (30,5 %), Entlastungsleistungen (19,7 %), Kurzzeitpflege (14 %) oder eine Tagespflege (7 %). 7,1 % der Befragten gaben an, dass die pflegebedürftige Person keine Unterstützungsleistung nutzt. Als Gründe dafür, warum keine oder keine weiteren Leistungen genutzt werden, gaben die befragten Personen unter anderem an, dass die Zuzahlungen zu hoch dafür sind, dass es vor Ort keine derartigen Angebote gibt oder keine Kapazitäten frei sind, dass die

20

Familie auf das Pflegegeld angewiesen ist, dass das Antragsverfahren zu kompliziert ist oder die Leistungen im Allgemeinen nicht bekannt sind.

Im nächsten Kapitel erläutere ich Ihnen, welche Leistungen der Pflege- und Krankenversicherung Ihnen zustehen und wie Sie diese kombinieren können. Welche Pflegekosten am Ende auf Sie zukommen, ist individuell unterschiedlich und von der Erkrankung und vom Umfang des Hilfebedarfs abhängig. Betroffene, die die Pflegekosten nicht aus eigenen Mitteln zahlen können, können einen Antrag auf Kostenübernahme beim Sozialamt stellen.

Die Leistungen sind im Sozialgesetzbuch XII verankert. Hilfe zur Pflege können Pflegebedürftige mit einem Pflegegrad 2 und höher beantragen. Sie umfasst prinzipiell alle Leistungsarten, die durch die Pflegeversicherung gewährt werden. Voraussetzungen für den Erhalt der Leistungen sind, dass die antragstellende Person die laufenden Pflegekosten nicht aus dem eigenen Einkommen bestreiten kann und kein ausreichendes Vermögen vorliegt, welches dafür eingesetzt werden kann. Das Schonvermögen beträgt 5000 Euro, das heißt, bestehendes Vermögen, welches über dieser Grenze liegt, muss zunächst aufgebraucht werden, bevor das Sozialamt Kosten erstattet. Beim Antrag auf Hilfe zur Pflege wird zudem nach dem Einkommen der Kinder gefragt. Liegt das jährliche Brutto-Einkommen unter 100.000 Euro, so ist das Kind nicht unterhaltspflichtig. Liegt das Einkommen darüber, muss das Kind einen Teil der Pflegekosten tragen. Hilfe zur Pflege wird erst ab dem Tag der Antragstellung und nicht rückwirkend gezahlt. Wenn abzusehen ist, dass die Finanzen des Pflegebedürftigen nicht ausreichen, dann stellen Sie rechtzeitig einen Antrag.

Leistungen der Pflege- und Krankenversicherung

Die gesetzliche Kranken- und die gesetzliche Pflegeversicherung werden umgangssprachlich oft synonym verwendet und gedanklich in einen Topf geworfen. Auch wenn Sie bei der Wahl einer Krankenkasse automatisch bei der angegliederten Pflegekasse versichert sind, handelt es sich aus rechtlicher Sicht um zwei getrennte Institutionen. Welchen Zweck sie erfüllen und welche Leistungen sie anbieten, ist gesetzlich festgelegt. Im Sozialgesetzbuch V (SGB V) werden die Leistungen der Krankenversicherung geregelt. Zu Beginn des ersten Kapitels steht: „Die Krankenversicherung als Solidargemeinschaft hat die Aufgabe, die Gesundheit der Versicherten zu erhalten, wiederherzustellen oder ihren Gesundheitszustand zu verbessern."

Die Pflegeversicherung und ihre Leistungen hingegen können Sie im Sozialgesetzbuch XI (SGB XI) nachlesen. Gemäß Paragraf 1 wurde sie geschaffen, um das Risiko einer Pflegebedürftigkeit abzusichern. Detaillierter wird der Zweck der Pflegeversicherung in Paragraf 2, Absatz 1 beschrieben: „Die Leistungen der Pflegeversicherung sollen den Pflegebedürftigen helfen, trotz ihres Hilfebedarfs ein möglichst selbstständiges und selbstbestimmtes Leben zu führen, das der Würde des Menschen entspricht."
Wie Sie sehen, haben beide Institutionen getrennte Aufgabenfelder. Die Kranken-

versicherung ist auf Heilung, Erhalt und Förderung der Gesundheit ausgerichtet, währenddessen die Pflegeversicherung den dauerhaften Hilfebedarf durch chronische Erkrankungen anerkennt und die Autonomie der Versicherten fördert.

Bevor ich Ihnen die wichtigsten Leistungen im Zusammenhang mit einem Pflegefall aufzeige, möchte ich kurz auf die Voraussetzungen eingehen. Sie erinnern sich an die drei Beispiele aus dem ersten Kapitel. Frau Müller und Frau Meier erlitten das gleiche Schicksal eines Sturzes mit Beinbruch. Der weitere Verlauf entwickelte sich individuell durch die Unterstützung der Familie. Frau Müller war trotz Reha dauerhaft auf einen Rollstuhl angewiesen. Frau Meier hingegen konnte ihr Leben mit wenigen Einschränkungen wieder wie zuvor aufnehmen. Bei einer Erkrankung und damit verbundenen Einschränkungen, die vorübergehend bestehen, wird in der Pflegeversicherung nicht automatisch von einer Pflegebedürftigkeit gesprochen. Denn vorübergehend würde bedeuten, dass der Versicherte zum Teil oder vollständig genesen kann. Das ist für Sie wichtig, zu wissen, wenn Sie Leistungen beantragen wollen.

Als pflegebedürftig beschreibt die Sozialgesetzgebung Personen, die aufgrund von gesundheitlichen Einschränkungen auf die Hilfe anderer angewiesen sind. Die Beeinträchtigungen müssen körperlicher, kognitiver oder psychischer Natur sein. Zudem kann der Betroffene sie nicht eigenständig bewältigen. Die Einschränkungen müssen auf Dauer, für mindestens sechs Monate, bestehen und ein gewisses Ausmaß aufweisen. Dieses Ausmaß ist ebenfalls im SGB XI angegeben und stellt die Basis für die Pflegegradbegutachtung dar, auf die ich in Kapitel 3 des Ratgebers näher eingehe. Die Einschränkungen werden von der Art her einem von sechs Lebensbereichen zugeordnet. Zudem wird der Grad der Selbstständigkeit berücksichtigt. Im Ergebnis erhält der Versicherte entweder eine Ablehnung oder die Bewilligung eines Pflegegrads mit den damit verbundenen Leistungen.

PFLEGEBERATUNG UND HAUSBESUCHE

Es besteht ein gesetzlicher Anspruch auf **Pflegeberatung** für alle Versicherten, die bereits Pflegeleistungen beziehen oder die einen entsprechenden Antrag gestellt haben und einen offensichtlichen Hilfebedarf aufweisen. Ebenso können sich Angehörige und ehrenamtliche Pflegepersonen mit Einverständnis des Betroffenen beraten lassen. Die Beratung ist kostenfrei und freiwillig. Sie kann entweder durch die Pflegeberatung Ihrer Pflegekasse erfolgen oder durch eine neutrale Stelle, bspw. in einem kommunalen Pflegestützpunkt.

Einen Pflegestützpunkt in Ihrer Nähe können Sie auf der Webseite des Zentrums für Qualität in der Pflege suchen. Bei Bedarf kommen die Pflegeberater auch zu Ihnen nach Hause. Bei der Beratung werden Sie umfassend über das Leistungsangebot informiert. Wenn dies gewünscht wird, werden Sie beim Ausfüllen von Anträgen und Formularen unterstützt. Sie erhalten Kontaktdaten von Dienstleistern am Wohnort des Pflegebedürftigen, um weitere Maßnahmen in die Wege zu leiten, oder es wird ein individueller Versorgungsplan erstellt. Eine Pflegeberatung können Sie jederzeit nutzen, wenn Sie Fragen haben oder die Versorgung neu organisieren wollen. Es gibt keine Begrenzung des Angebots.

Die **Hausbesuche**, oder besser gesagt die „pflegefachlichen Beratungseinsätze", wie es im SGB XI steht, wurden vor einem anderen Hintergrund geschaffen. Da es viele Pflegebedürftige gibt, die ausschließlich Pflegegeld beziehen und keine professionelle Hilfe in Anspruch nehmen, kann die Versorgungsqualität nicht beurteilt werden. Die Beratungseinsätze dienen vorrangig zum Wohl der Versicherten in Sachen Qualitätssicherung und haben weniger eine Kontrollfunktion gegenüber den Pflegepersonen. Der Gesetzgeber geht davon aus, dass ehrenamtlich Pflegenden das Wissen über eine fachlich korrekte Versorgung fehlt und daher regelmäßige Beratungseinsätze Wissenslücken aufzeigen und schließen können. Bei Pflegegrad 1 sind die Hausbesuche freiwillig, da hier nur von geringen Hilfebedarfen ausgegangen wird.

Bei Pflegegrad 2 und 3 sind die Beratungseinsätze einmal im Halbjahr wahrzunehmen, bei Pflegegrad 4 und 5 einmal im Quartal. Dabei beurteilt eine Pflegefachkraft die häusliche Pflegesituation und macht Ihnen gegebenenfalls Verbesserungsvorschläge. Dazu gehört unter anderem die Beratung zu Unterstützungsangeboten, die die Pflege auf Dauer sicherstellen und pflegende Angehörige entlasten können. Wichtig für Sie, zu wissen: Die Durchführung der Beratungseinsätze (ausgenommen bei Pflegegrad 1) ist verpflichtend, die Umsetzung der Verbesserungsvorschläge nicht. Wenn es versäumt wird, die Hausbesuche zu organisieren, kann die Pflegekasse das Pflegegeld kürzen oder ganz streichen.

GELD- UND SACHLEISTUNGEN

Die Geld- und Sachleistungen der Pflegeversicherung sind die am häufigsten genutzten Leistungen, da sie monatlich zur Verfügung stehen und bereits beim Antrag eine erste Entscheidung für das eine oder das andere getroffen werden muss. Dies ist gerade zu Beginn einer Pflegebedürftigkeit schwer, da die Betroffenen und ihre Familien noch nicht wissen, wie die Pflege organisiert werden soll. Darüber müssen Sie sich aber keine Sorgen machen, denn eine Änderung der Leistungsart ist jederzeit auf Antrag bei der Pflegekasse möglich.

Geldleistungen: Wie zu Beginn des Kapitels erwähnt, können die Versicherten selbstbestimmt entscheiden, wie ihre Pflege organisiert werden soll. Daher können sie sich dafür entscheiden, sich von einer oder mehreren ehrenamtlichen Personen pflegen zu lassen. Häufig handelt es sich dabei um Familienangehörige. Ehrenamtlich bedeutet in diesem Zusammenhang, dass die Pflegeperson die Tätigkeit nicht beruflich ausübt, sondern in ihrer Freizeit und unentgeltlich. In diesem Fall kann der Pflegebedürftige das Pflegegeld beziehen. Dabei wird ein festgelegter Geldbetrag auf das Konto des Betroffenen überwiesen. Es ist nicht zweckgebunden, kann also frei verwendet werden. Häufig geben pflegebedürftige Menschen dieses Geld als Anerkennung an ihre Pflegenden weiter.

Das Pflegegeld steht Personen mit einem Pflegegrad 2 oder höher zu und wird auf deren Konto überwiesen. Die Beträge staffeln sich wie folgt:
- Pflegegrad 1: kein Anspruch auf Pflegegeld
- Pflegegrad 2: 316 Euro/Monat
- Pflegegrad 3: 545 Euro/Monat
- Pflegegrad 4: 728 Euro/Monat
- Pflegegrad 5: 901 Euro/Monat

Sachleistungen: Die zweite Wahlmöglichkeit besteht darin, Pflegesachleistungen zu nutzen. Der Laie kann sich das als eine Art Gutschein vorstellen, den er von der Pflegekasse erhält und bei einem professionellen Dienstleister, bspw. einem ambulanten Pflegedienst, einlösen kann. Pflege- und Betreuungsdienste rechnen direkt mit der Pflegekasse ab, wenn Sie vorab Ihr Einverständnis gegeben haben. Sachleistungen kommen immer dann in Frage, wenn die Pflege zum Teil oder vollständig nicht von der Familie gewährleistet werden kann. Die Gründe hierfür spielen keine Rolle und können vielseitig sein. Zu den Tätigkeitsbereichen gehören unter anderem körperbezogene Maßnahmen, wie die Körperpflege, Toilettengänge, Mobilisation und das Anreichen von Mahlzeiten, Betreuung und Alltagsstrukturierung sowie hauswirtschaftliche Tätigkeiten. Die Beträge, die die Pflegekasse zur Verfügung stellt, gliedern sich wie folgt:

- Pflegegrad 1: Kein Anspruch auf Pflegesachleistungen
- Pflegegrad 2: 724 Euro/Monat
- Pflegegrad 3: 1363 Euro/Monat
- Pflegegrad 4: 1693 Euro/Monat
- Pflegegrad 5: 2095 Euro/Monat

Als Drittes besteht die Möglichkeit einer Kombination der Geld- und Sachleistungen. Dies ist besonders dann sinnvoll, wenn ein Pflegedienst involviert ist, aber dieser die Sachleistungen nicht ausschöpft. In diesem Fall würde der Restbetrag verfallen. Damit das nicht geschieht, wurden die sogenannten **Kombinationsleistungen** geschaffen. Wenn die Pflegekasse am Monatsende die Abrechnung des Pflegedienstes erhalten hat, wird der prozentuale Anteil der beanspruchten Leistungen errechnet. Der nicht genutzte Anteil wird vom Pflegegeld ausgezahlt. Da diese Logik nicht auf den ersten Blick einleuchtet, verdeutliche ich es Ihnen anhand eines Beispiels.

Beispiel: Frau Fischer hat Pflegegrad 3. Ihr stehen 1363 Euro Pflegesachleistungen oder 545 Euro Pflegegeld im Monat zu. Sie bekommt Unterstützung von einem ambulanten Pflegedienst, der mehrfach wöchentlich kommt, um beim Duschen und im Haushalt zu helfen. Dafür erhält Frau Fischer eine Rechnung in Höhe von 408,90 Euro. Dieser Betrag entspricht 30 % der Sachleistungen. Da Frau Fischer Kombinationsleistungen nutzt, verfallen die übrigen 70 % nicht, sondern werden ihr von den Geldleistungen ausgezahlt. Sie erhält Pflegegeld in Höhe von 381,50 Euro auf ihr Konto überwiesen. Dieses Geld gibt Frau Fischer ihrer

Schwiegertochter, die alle zwei Tage nach ihr schaut und mit ihr spazieren geht.

Abgesehen von diesen drei Wahlmöglichkeiten stehen Ihrem pflegebedürftigen Angehörigen weitere Leistungen zu.

Der **Entlastungsbetrag** ist ebenfalls eine monatliche Leistung. Er beträgt 125 Euro und wird als Sachleistung ab Pflegegrad 1 gewährt. Er kann also nur mit anerkannten Dienstleistern abgerechnet werden. Der Entlastungsbetrag ist primär für die Betreuung des Pflegebedürftigen oder für die Entlastung der pflegenden Angehörigen im Haushalt gedacht. Nur im Pflegegrad 1 kann der Betrag auch für grundpflegerische Tätigkeiten, bspw. Unterstützung beim Waschen und Duschen, genutzt werden, da Personen mit Pflegegrad 1 keine anderen Sachleistungen zur Verfügung stehen.

Im Gegensatz zu den Pflegesachleistungen verfällt der Entlastungsbetrag bei Nichtnutzung am Monatsende nicht, sondern spart sich über ein Jahr lang auf. Wenn Sie ihn also monatlich nicht in Anspruch nehmen, können Sie ihn auch für Ausfallzeiten wie Urlaube sammeln. Abgesehen von den genannten Leistungen kann der Entlastungsbetrag auch zur Deckung offener Kosten genutzt werden, die bspw. im Zusammenhang mit dem Aufenthalt in einer Kurzzeitpflegeeinrichtung oder einer Tagespflege entstanden sind. Viele Pflegebedürftige nutzen den Entlastungsbetrag nicht, weil bei Dienstleistern keine freien Kapazitäten dafür da sind. Die Anerkennung zur Abrechnung des Entlastungsbetrags ist in den 16 Bundesländern unterschiedlich geregelt. In einigen Bundesländern können sich auch Einzelpersonen mit einem entsprechenden Schulungsnachweis anerkennen lassen. Für Pflegebedürftige, die vorrangig Entlastungsleistungen nutzen und einen Teil der Sachleistungen nicht aufbrauchen, besteht die Möglichkeit, bis zu 40 % des Sachleistungsbudgets in Entlastungsleistungen umzuwandeln.

Dazu ein <u>Beispiel</u>: Herr Schneider hat Pflegegrad 4. Ihm stehen 1693 Euro Sachleistungen zu. Er hat einen Pflegedienst beauftragt, der ihn mehrfach wöchentlich unterstützt und einen Betrag von 1269,75 Euro abrechnet. Das entspricht 75 % der Sachleistungen. Er nutzt außerdem den

Entlastungsbetrag, damit seine Tochter Hilfe im Haushalt bekommt. Da er seiner Tochter zusätzlich vier freie Nachmittage im Monat einrichten möchte, organisiert er eine Betreuung für diese Zeit, die er ebenfalls über den Entlastungsbetrag abrechnen kann. Damit das möglich ist, wandelt er den übrigen Sachleistungsbetrag in Höhe von 423,25 Euro in das Entlastungsbudget um. Somit ist das gesamte Budget für Sachleistungen aufgebraucht. Ein anteiliges Pflegegeld steht ihm nicht mehr zu.

Verhinderungspflege: Dieses Angebot steht ambulant betreuten Pflegebedürftigen ab Pflegegrad 2 zu, wenn die ehrenamtliche Pflegeperson die Pflege vorübergehend nicht übernehmen kann. Sei es der Jahresurlaub, ein Krankheitsausfall oder andere Gründe – mit Hilfe der Verhinderungspflege können pflegebedürftige Personen eine Ersatzpflegekraft organisieren und bezahlen. Bei der Ersatzpflege kann es sich um eine Privatperson, einen ambulanten Pflege- oder Betreuungsdienst oder eine teil- oder vollstationäre Einrichtung handeln. Dafür steht jährlich ein Betrag von 1612 Euro zur Verfügung, die Sie im Vorfeld beantragen müssen. Handelt es sich bei der Ersatzperson um nahe Verwandte, ist der Betrag auf das 1,5-Fache des Pflegegelds begrenzt. Die Verhinderungspflege kann tageweise für maximal sechs Wochen im Jahr oder stundenweise über das gesamte Jahr verteilt genutzt werden. Welche Alternative sich am meisten lohnt, ist abhängig vom Hilfebedarf des Pflegebedürftigen und dem Grund für den Ausfall.

Wenn Sie als Pflegeperson geplant haben, drei Wochen in den Sommerurlaub zu fahren, nutzen Sie die tageweise Abrechnung. Wenn Sie sich stattdessen wöchentlich oder monatlich Freiräume schaffen wollen, um bspw. Freunde zu treffen oder ins Fitnessstudio zu gehen, dann nutzen Sie die stundenweise Verrechnung. Um Verhinderungspflege zu nutzen, muss die Pflegebedürftigkeit mindestens sechs Monate bestehen.

Ein für den Laien ähnlich klingendes Leistungsangebot ist die sogenannte **Kurzzeitpflege**. Hintergrund dieser Leistung ist allerdings nicht der Ausfall des Pflegenden, sondern eine

Verschlechterung des Gesundheitszustandes des Pflegebedürftigen. Dadurch verändert sich häufig der Hilfebedarf, sodass die Pflege neu organisiert werden muss und vorübergehend nicht zu Hause erfolgen kann. In dieser Zeit kann der Betroffene in einem Pflegeheim betreut werden. Die Kurzzeitpflege steht Personen ab Pflegegrad 2 zu und kann bis zu 8 Wochen genutzt werden.

Dafür wird ein Betrag von 1774 Euro jährlich zur Verfügung gestellt. Sollte der Betrag nicht ausreichen, um die Krisensituation zu überdauern, können Sie nicht genutzte Beträge der Verhinderungspflege umwandeln und den Betrag bis auf maximal 3386 Euro erhöhen. Übrigens können Sie auch umgekehrt nicht genutzte Leistungen der Kurzzeitpflege in die Verhinderungspflege umwandeln, allerdings nur bis zu einem Betrag von 806 Euro. Zur Deckung offener Kosten aus dem Heimaufenthalt können Sie zusätzlich den Entlastungsbetrag anrechnen lassen. Während der Kurzzeit- und Verhinderungspflege werden 50 % des Pflegegelds weiter ausgezahlt.

Eine dauerhafte Möglichkeit zur Entlastung pflegender Angehöriger bieten die **Tages- und Nachtpflege**. Dabei handelt es sich um ein teilstationäres Angebot, das heißt, der Versicherte ist dort nicht rund um die Uhr untergebracht, sondern verbringt nur einen Teil des Tages in dieser Einrichtung. Tagespflegen sind dabei auf die Betreuung am Tag ausgerichtet und versorgen ihre Klienten meist zwischen 9 und 16 Uhr. Nachtpflegeeinrichtungen gibt es seltener.

Dieses Angebot richtet sich vor allem an Menschen mit gestörtem Tag-Nacht-Rhythmus, die eine dauerhafte nächtliche Betreuung benötigen, die die Angehörigen nicht leisten können. Die teilstationären Leistungen stehen Versicherten ab Pflegegrad 2 zu. Im Angebot ist bis zu einem gewissen Umkreis auch ein Fahrdienst inbegriffen. In der Tagespflege erhalten die Pflegebedürftigen Verpflegung und Beschäftigungsangebote. Es ist immer mindestens eine Pflegefachkraft anwesend, die die Behandlungspflege in dieser Zeit übernimmt. Die zur Verfügung stehenden Beträge staffeln sich wie folgt:

• Pflegegrad 1: kein Anspruch auf Tages- oder Nachtpflege, Anrechnung des Entlastungsbetrags möglich
• Pflegegrad 2: 689 Euro/Monat
• Pflegegrad 3: 1298 Euro/Monat
• Pflegegrad 4: 1612 Euro/Monat
• Pflegegrad 5: 1995 Euro/Monat

Dabei handelt es sich um Zuschüsse für Betreuung, Pflege und den Fahrdienst. Für Verpflegung und die zur Verfügung gestellten Räumlichkeiten wird ein Eigenanteil fällig, der privat zu zahlen ist. Dieser beträgt je nach Region 20 bis 25 Euro pro Tag.

HÄUSLICHE KRANKENPFLEGE

Der Name lässt es bereits vermuten. Die Leistungen der häuslichen Krankenpflege werden nicht von der Pflegekasse, sondern von der Krankenkasse gewährt. Das bedeutet, dass sie allen Versicherten zustehen. Ein Pflegegrad muss nicht nachgewiesen werden. Wenn Sie häusliche Krankenpflege in Anspruch nehmen wollen, ist die Vorgehensweise daher eine andere. Sie benötigen dafür eine Verordnung vom Haus- oder Facharzt. Die Krankenkasse genehmigt diese, wenn gemäß SGB V eine der folgenden Voraussetzungen vorliegt:

• **Krankenhausvermeidungspflege**: Durch die häusliche Krankenpflege kann ein Krankenhausaufenthalt verkürzt oder vermieden werden.

• **Sicherungspflege**: Ziel ist, die Umsetzung des ärztlichen Behandlungsplans sicherzustellen.

• **Unterstützungspflege**: Durch die Verordnung wird bei einer neu auftretenden schweren Erkrankung oder akuten Verschlimmerung die Versorgung des Patienten gewährleistet.

Zusätzlich muss gegeben sein, dass der Versicherte oder ein Haushaltsangehöriger die Tätigkeiten nicht selbst übernehmen kann. Die Unterstützung unterteilt sich in drei Bereiche:

• **Behandlungspflege**, also medizinische Tätigkeiten, die der Arzt an die Pflegefachkraft übertragen hat. Dazu gehören bspw. das Verabreichen von Medikamenten und Injektionen sowie das Anlegen von Wundverbänden.

• Die **Grundpflege** umfasst alle körperbezogenen Pflegemaßnahmen, bspw. Unterstützung beim Waschen und Ankleiden.

• Zur **hauswirtschaftlichen Versorgung** gehören unter anderem Einkäufe, Reinigungsarbeiten und das Zubereiten von Mahlzeiten.

Da es sich bei diesem Angebot um eine Leistung der Krankenkasse handelt, müssen Sie eine Zuzahlung in Höhe von zehn Euro pro Verordnung plus zehn Prozent der Kosten zahlen.

Eine Verordnung für häusliche Krankenpflege wird häufig von Pflegebedürftigen im Rahmen medizinischer Leistungen (Sicherungspflege) in Anspruch genommen, um die Pflegeleistungen sinnvoll zu ergänzen. Die Unterstützung ist zu Beginn schnell in die Wege geleitet und bietet eine erste Entlastung für Angehörige.

Weitere erwähnenswerte Leistungen der Krankenversicherung sind
• die Kurzzeitpflege nach Paragraf 39c SGB V und
• die spezialisierte ambulante Palliativversorgung nach Paragraf 37b SGB V.

Die Krankenkasse gewährt in Ausnahmefällen Leistungen der **Kurzzeitpflege**, wenn dem Versicherten keine Leistungen der Pflegeversicherung zustehen, bspw. wenn die Einschränkungen nicht für mindestens sechs Monate bestehen und somit kein Pflegegrad genehmigt werden kann. Der Anspruch besteht für maximal acht Wochen oder bis zu einem Betrag von 1774 Euro. Um die Kurzzeitpflege bei fehlender Pflegebedürftigkeit zu erhalten, dürfen Leistungen der häuslichen Krankenpflege nicht ausreichen, um die Versorgung sicherzustellen.

Die **spezialisierte ambulante Palliativversorgung (SAPV)** ist ein Angebot für schwerkranke Menschen in der letzten Lebensphase. Ziel ist, dass die Versicherten weiterhin zu Hause versorgt werden können und ihre Lebensqualität sowie ihre Souveränität gefördert werden. Bei welchen Krankheiten und Versorgungsaufwänden eine spezialisierte ambulante Palliativversorgung indiziert ist, hat der Gesetzgeber genau festgelegt. Um ein SAPV-Team einzuschalten, benötigen Sie zunächst eine Verordnung dafür. Das SAPV-Team wird Sie beim Erstgespräch zu den Leistungen beraten und sich den Patienten, seine Erkrankungen und Einschränkungen und den aktuellen Behandlungsplan genau anschauen. Erfüllt der Versicherte die Voraussetzungen nicht, bekommen Sie dies beim Erstgespräch mitgeteilt.

FREISTELLUNGSMÖGLICHKEITEN

Wenn plötzlich ein Pflegefall in der Familie auftritt, sind alle Beteiligten stark belastet. Nicht selten kommt es vor, dass der Betroffene aus dem Krankenhaus entlassen wird und die Pflege noch nicht vollständig organisiert ist. Der Gesetzgeber hat daher die Möglichkeit auf eine Freistellung von der Arbeit geschaffen, damit Angehörige Zeit haben, die Versorgungssituation zu planen und Dienstleister zu finden oder die Pflege selbst zu übernehmen.

Kurzzeitige Arbeitszeitverhinderung und Pflegeunterstützungsgeld: Ob bei einer akut neu auftretenden Erkrankung oder einer starken Verschlechterung des Gesundheitszustandes – passende Pflege- und Betreuungsdienste zu finden, ist zeitaufwendig, besonders, wenn Sie noch keine Erfahrungen in diesem Bereich haben. Um in den ersten Tagen die Recherche nach Anbietern oder die Übernahme von Pflegetätigkeiten nicht parallel zum eigenen Beruf durchführen zu müssen, können Sie sich vorübergehend von der Arbeit freistellen lassen.

Im Pflegezeitgesetz wurde der Anspruch auf eine zehntägige Freistellung verankert. Die drohende Pflegebedürftigkeit Ihres Angehörigen müssen Sie Ihrem Arbeitgeber durch eine ärztliche Bescheinigung nachweisen. Ebenso müssen Sie ihn formlos über die Dauer Ihres Fernbleibens informieren. Während dieser Freistellung haben Sie Anspruch auf das Pflegeunterstützungsgeld in

Höhe von 90 % Ihres Netto-Gehalts als Lohner-satzleistung. Um dieses zu erhalten, müssen Sie vor der Freistellung einen entsprechenden Antrag bei der Pflegekasse des Pflegebedürftigen stellen.

Bei der **Pflegezeit** handelt es sich um eine un-bezahlte Freistellung. Sie können sich für bis zu sechs Monate ganz oder teilweise von der Arbeit befreien lassen, um einen nahen Angehörigen zu Hause zu pflegen. Voraussetzung ist, dass Ihr Ar-beitgeber mindestens 15 Arbeitnehmer beschäf-tigt. Die Pflegezeit müssen Sie zehn Arbeitstage vorher schriftlich ankündigen. Gleichzeitig ver-einbaren Sie verbindlich die Dauer und den Um-fang der Freistellungsphase.

Wenn Sie nach der Pflegezeit die Versorgung weiterhin übernehmen wollen, können Sie Ihren Anspruch auf **Familienpflegezeit** geltend ma-chen. Hierbei handelt es sich um eine teilweise Freistellung von der Arbeit für bis zu 24 Monate (inklusive vorangegangener Pflegezeit). In diesem Zeitraum müssen Sie mindestens 15 Wochenstun-den arbeiten. Voraussetzung ist, dass Ihr Arbeitge-ber mindestens 25 Personen beschäftigt. Die

Ankündigungsfrist beträgt bei alleiniger Nutzung der Familienpflegezeit acht Wochen und beim Übergang von der Pflegezeit in die Familienpflegezeit drei Monate.

Weiterhin gibt es zwei **Sonderfälle**. 1) Wenn Sie eine minderjährige pflegebedürftige Person versorgen, beschränkt sich die Freistellung nicht auf die häusliche Pflege. Die Betreuung kann auch in einer Einrichtung erfolgen. 2) Zur Begleitung eines nahen Angehörigen, bei dem das Lebensende durch bspw. eine Krebserkrankung absehbar ist oder der bereits im Sterben liegt, können Sie sich bis zu drei Monate teilweise oder vollständig freistellen lassen. Die Betreuung muss in diesem Fall nicht zu Hause stattfinden, sondern kann bspw. in einem Hospiz erfolgen.

Wie zu Beginn des Abschnitts erwähnt, erhalten Sie, abgesehen von der kurzzeitigen Arbeitszeitverhinderung, keine Lohnersatzleistung. Sie erhalten bei teilweiser Freistellung lediglich Ihren erwirtschafteten Arbeitslohn. Um finanzielle Engpässe aufzufangen, gibt es die Möglichkeit eines **zinsfreien Darlehens**. Die Höhe des Darlehens wird individuell berechnet. Einen Darlehensrechner finden Sie auf der Webseite www.wege-zurpflege.de des Bundesministeriums für Familie, Senioren, Frauen und Jugend. Links zu Musterformularen finden Sie am Ende dieses Ratgebers.

HILFSMITTELVERSORGUNG

Die Versorgung eines Versicherten mit geeigneten Hilfsmitteln ist sowohl eine Leistung der Pflegeversicherung als auch der Krankenversicherung. Um zu wissen, welches Hilfsmittel wo beantragt werden muss, erinnern Sie sich an die zu Beginn des Kapitels erwähnten Unterschiede der beiden Institutionen. Die Krankenversicherung hat die Verpflichtung, die Gesundheit der Versicherten zu erhalten, zu fördern und wiederherzustellen. Demnach erhalten Sie über die Krankenkasse Geräte, um Ihre Einschränkungen zu kompensieren und Ihre Selbstständigkeit zu verbessern. Dazu gehören zum Beispiel Rollatoren, um eine sichere Fortbewegung zu gewährleisten, oder eine Toilettensitzerhöhung, damit der Versicherte eigenständig von der Toilette aufstehen kann. Die Pflegeversicherung hingegen genehmigt Hilfsmittel zum Zweck der Erleichterung der Pflege.

Dazu gehören bspw. Pflegebetten bei bettlägerigen Menschen oder Patientenlifter für die Mobilisation. Einige Hilfsmittel können je nach Kontext beiden Institutionen zugeordnet werden, sind also doppelfunktional. So kann ein Badewannenlifter einerseits benötigt werden, weil sich der Betroffene in der Badewanne nicht mehr allein hinsetzen und aufstehen kann – mit dem Wannenlifter kann er selbstständig duschen und baden –, andererseits verschaffen Badewannenlifter den Pflegenden große Entlastung, da sie sich beim Duschen des Familienmitglieds nicht mehr tief bücken oder die Person mit Kraft in den Stand ziehen müssen. Die Vorgehensweise zum Erhalt eines entsprechenden Geräts ist unterschiedlich. Pflegehilfsmittel erhalten Sie auf Antrag bei der Pflegekasse. Hilfsmittel zum Ausgleich einer Beeinträchtigung können Sie über ein Rezept vom Haus- oder Facharzt von Ihrer Krankenkasse erhalten.

In diesem Zuge finden noch die sogenannten Verbrauchsmittel Erwähnung, bspw. Einmalhandschuhe, Bettschutzeinlagen oder Desinfektionsmittel. Diese erhalten Sie ebenfalls auf Antrag von der Pflegekasse genehmigt. Jede Person ab Pflegegrad 1 hat einen Anspruch auf eine Pauschale in Höhe von 40 Euro pro Monat. Es besteht die Möglichkeit, sich die Mittel selbst zu beschaffen und die Rechnungen zur Kostenerstattung einzureichen. Alternativ können Sie sich an einen Anbieter für Pflegemittelpakete wenden. Sie stellen die Box nach Ihren Wünschen zusammen und erhalten automatisch jeden Monat eine Lieferung. Um die Kostenerstattung kümmert sich der Anbieter selbst, sodass Sie entlastet sind.

WOHNRAUMANPASSUNG

Trotz der Nutzung verschiedener Hilfsmittel ist häufig eine Umbaumaßnahme notwendig und sinnvoll. Für wohnumfeldverbessernde Maßnahmen stehen jedem Pflegebedürftigen bis zu 4000 Euro Zuschuss pro Maßnahme zu. Voraussetzung ist, dass in die Bausubstanz eingegriffen werden muss, bspw. zum Einbau eines Treppenlifts oder wegen eines Badumbaus. Eine Maßnahme wird dabei anders definiert, als der Laie zunächst vermuten würde. Als „eine Maßnahme" versteht der Gesetzgeber die Gesamtheit aller baulichen Veränderungen, um das Wohnumfeld an den aktuellen Gesundheitszustand anzupassen. Es gibt keine Begrenzung, wie häufig der Zuschuss beantragt werden kann.

Beispiel: Herr Vogel ist beim Gehen auf einen Rollator angewiesen. Diesen muss er auch im Haus nutzen. Treppensteigen ist ihm schon seit Langem nicht ohne Hilfe möglich. Er plant umfassende Baumaßnahmen, um möglichst lang in seiner Immobilie wohnen zu können. Er beantragt den Zuschuss für wohnumfeldverbessernde Maßnahmen, um einen Treppenlift zum 1. Obergeschoss einbauen und im Erdgeschoss Türschwellen beseitigen zu lassen. Der Antrag wird bewilligt und der Umbau erfolgt. Ein halbes Jahr später stürzt Herr Vogel und ist nun dauerhaft auf einen Rollstuhl angewiesen. Er beantragt den Zuschuss erneut. Diesmal möchte er die Türen verbreitern lassen. Im Bad soll zudem die Badewanne entfernt und eine barrierefreie Dusche eingebaut werden. Da sein Gesundheitszustand und seine Einschränkungen glaubhaft und von Dauer sind, erhält er die finanzielle Unterstützung erneut.

Beachten Sie, dass der Antrag vor Beginn der Baumaßnahmen gestellt werden muss, sonst kann die Pflegekasse den Zuschuss verweigern. Reichen Sie gemeinsam mit dem Antragsformular auch einen Kostenvoranschlag und eine nachvollziehbare Erläuterung für die geplanten Maßnahmen ein. Handelt es sich um einen komplexen Fall, kann die Pflegekasse einen medizinischen Gutachter involvieren. Sollte im Ergebnis festgestellt werden, dass ein technisches Hilfsmittel zum Ausgleich der Einschränkungen ausreicht, wird der Antrag auf wohnumfeldverbessernde Maßnahmen abgelehnt.

Eine Doppelversorgung ist aufgrund des Wirtschaftlichkeitsgebots, dem die Kranken- und Pflegekassen unterliegen, nicht möglich. Bei Ablehnung Ihres Antrags haben Sie die Möglichkeit, innerhalb von vier Wochen einen Widerspruch einzureichen.

SOZIALVERSICHERUNGSBEITRÄGE FÜR PFLEGEPERSONEN

Inzwischen sind Sie gedanklich in der Thematik vorangeschritten und wissen, ob Sie – oder ein anderes Familienmitglied – die Versorgung des Pflegebedürftigen übernehmen können und möchten. Wenn Sie hierfür Ihre Wochenarbeitszeit reduzieren müssen, werden Sie sich die Frage stellen, welche Auswirkungen das auf Ihre soziale Absicherung hat. Der Gesetzgeber hat einige Leistungen geschaffen, um ehrenamtlich Pflegende zu unterstützen und durch die Pflege entstehende Lücken zu schließen. Voraussetzungen sind, dass Sie eine Person mit Pflegegrad 2 bis 5 versorgen. Die Pflege muss dabei mindestens zehn Stunden pro Woche, verteilt auf mindestens zwei Tage pro Woche, betragen.

Rentenversicherung: Die größten Bedenken von Pflegenden beziehen sich auf die eigene

Rente. Wird die eigene Rente geringer ausfallen, weil für die Pflege der alten und hilfsbedürftigen Eltern die Arbeitszeit reduziert wurde? Die gute Nachricht ist: Die Pflegekasse zahlt für Sie Rentenbeiträge ein, aber die gezahlten Beiträge unterscheiden sich je nach Höhe des Pflegegrads und in Anspruch genommener Unterstützung. Wenn Ihr Angehöriger Pflegegrad 5 hat und Sie ihn komplett allein ohne professionelle Hilfe versorgen, ist der Rentenanspruch am höchsten. Dieser beträgt aktuell 34,70 Euro (West) und 33,89 Euro (Ost) pro Monat und entspräche demnach einem monatlichen Brutto-Arbeitsentgelt von 3290 Euro (West) bzw. 3150 Euro (Ost).

Hat der Betroffene nur Pflegegrad 2 und ein Pflegedienst ist vollständig über die Pflegesachleistungen involviert, erhalten Sie die geringsten Rentenbeiträge. Entscheidend für die eingezahlten Beträge sind noch weitere Faktoren, bspw., ob Sie sich die Pflegetätigkeiten mit anderen Personen teilen (Mehrfachpflege) oder ob Sie mehrere Pflegebedürftige versorgen (Additionspflege). Inwiefern sich die Pflegearbeit auf Ihre zukünftige

Rente auswirkt, können Sie sich in einer Rentenberatungsstelle ausrechnen lassen. Aber Achtung! Rentenbeiträge erhalten Sie nur, wenn Sie maximal 30 Stunden pro Woche arbeiten.

Unfallversicherung: Während der Pflegetätigkeit sind sie kostenfrei in der gesetzlichen Unfallversicherung versichert. Auf dem Hin- und Rückweg zu Ihrem Angehörigen sind Sie ebenfalls abgesichert.

Arbeitslosenversicherung: Wenn Sie Ihren Beruf aufgeben, um ein Familienmitglied zu pflegen, zahlt die Pflegekasse für Sie Beiträge in die Arbeitslosenversicherung ein. Falls Sie im Anschluss an die Pflegephase keine direkte Anstellung finden, stehen Ihnen Arbeitslosengeld und die damit verbundenen Leistungen zu.

ANGEBOTE ZUM AUSTAUSCH UND ZUR SCHULUNG

Pflegende Angehörige werden von der Pflegeversicherung nicht nur finanziell unterstützt. Die Weitergabe von Fachwissen und praktischen

Handlungsanleitungen gehören ebenfalls zum Repertoire. **Pflegekurse** sind für Pflegepersonen kostenfrei und werden in Zusammenarbeit mit ambulanten Pflegediensten oder Bildungsträgern angeboten. Es gibt Kurse mit verschiedenen Schwerpunktthemen. Damit Sie die Teilnahme in den Pflegealltag optimal einbinden können, können Sie entscheiden, ob Sie einen Online- oder Präsenz-Gruppenkurs machen wollen. Bei Bedarf sind auch Einzelschulungen in der Häuslichkeit möglich. Themenschwerpunkte sind zum Beispiel:

• Wissen rund um grundpflegerische Tätigkeiten, bspw. die korrekte Durchführung der Körperpflege, Umsetzung von Prophylaxen, Lagerungstechniken, Umgang mit Inkontinenz, Ernährung und Flüssigkeitsaufnahme im Alter

• Wissen zu Krankenbeobachtung und Behandlungspflege, bspw. Kontrolle der Vitalwerte, Umgang mit Kathetern, Sonden usw., Medikamentenmanagement

• Tipps zur Selbstfürsorge, bspw. rückenschonendes Arbeiten, Hygienemaßnahmen, Einrichtung von Rückzugsorten, Achtsamkeit, Informationen zu Präventionsangeboten

• Informationen zu Leistungen der Pflegeversicherung und zum Antragsprozedere

• Wohnen und Pflege, bspw. altersgerechte Wohnformen, Umbaumaßnahmen und Finanzierungsmöglichkeiten

• Spezialkurse zum Umgang mit speziellen Krankheiten, bspw. Demenz, Schlaganfall, Parkinson

Ebenfalls hilfreich ist für pflegende Angehörige der Austausch mit anderen Betroffenen. In vielen Städten werden **Gesprächskreise** kostenfrei angeboten. Die Moderation erfolgt meist durch eine Pflegefachkraft, die auch Fachfragen der Teilnehmenden beantwortet. Das Angebot zum Austausch wurde nicht explizit vom Gesetzgeber geschaffen. Vielmehr sind es Unterstützungsangebote von Dienstleistern, Pflegestützpunkten und anderen Beratungsstellen. Teilweise wird parallel eine Betreuungsgruppe für die pflegebedürftigen Familienmitglieder angeboten, sodass keine Ersatzpflegekraft für die Zeit des Austauschs organisiert werden muss. Ziel der Gruppen ist vor allem der Erfahrungsaustausch untereinander, aber auch, Kontakte zu knüpfen, Entlastungsmöglichkeiten aufzuzeigen und sich gegenseitig Kraft zu geben.

Die Gruppen treffen sich meist regelmäßig über mehrere Wochen hinweg. Je nach Organisation gibt es offene Gruppen mit wechselnden Teilnehmern oder geschlossene Gruppen mit festen Teilnehmern. Wenn Sie Interesse an einem Austausch haben, wenden Sie sich am besten an einen Pflegestützpunkt in Ihrer Nähe. Zum jetzigen Zeitpunkt gibt es keine Plattform, die bundesweit alle Gesprächsangebote listet. Wenn Ihr Angehöriger an Demenz erkrankt ist, gibt es Gruppen, die sich auf das Krankheitsbild und den Umgang damit spezialisiert haben. Diese finden Sie auf der Webseite der deutschen Alzheimergesellschaft.

PRÄVENTIONS- UND REHABILITATIONSANGEBOT FÜR PFLEGEBEDÜRFTIGE UND PFLEGENDE ANGEHÖRIGE

„Reha vor Pflege" – so lautet eines der Prinzipien der Sozialgesetzgebung. Im Detail bedeutet dies, dass mit Prävention die Krankheitsrisiken im Alter reduziert werden können. Da die Lebenserwartung immer weiter steigt, ist auch das Risiko für Erkrankungen und einer damit verbundenen Pflegebedürftigkeit höher. Mit Präventions- und Rehabilitationsmaßnahmen sollen die Versicherten dabei unterstützt werden, gesund alt zu werden. Wenn bereits Erkrankungen bestehen, kann eine Reha zur Verbesserung der Symptomatik beitragen und damit die Selbstständigkeit des Betroffenen im Alltag erhalten.

Unabhängig von Akutereignissen haben Versicherte bei der Pflegegradbegutachtung gute Chancen, entsprechende Empfehlungen zu erhalten. Die Gutachter prüfen die Lebenssituation des Antragstellers genau. Wenn sie

Präventionsmaßnahmen oder eine Reha für sinnvoll erachten, nehmen sie diese in das Gutachten mit auf. Mit Einverständnis des Versicherten wird die Empfehlung gleich an den zuständigen Kostenträger weitergeleitet. Die umständliche und zeitaufwendige Antragstellung über den Haus- oder Facharzt entfällt dadurch.

Rehabilitation für pflegende Angehörige: Die langjährige Pflege eines Angehörigen ist körperlich und psychisch stark belastend. Um die Gesundheit der Pflegenden zu erhalten, wurde 2013 ein gesetzlicher Anspruch auf eine Rehabilitation für diese Zielgruppe festgesetzt. Inzwischen gibt es auch Reha-Kliniken, an die eine Kurzzeitpflegeeinrichtung angegliedert ist, sodass Sie sich nicht privat um eine Ersatzpflege kümmern müssen. Wenn Sie eine Reha beantragen wollen, dann sprechen Sie Ihren Hausarzt darauf an. Schildern Sie ihm Ihre Symptome, die durch die dauerhafte Belastung ausgelöst werden, und die Pflegesituation selbst. Ihr Hausarzt muss ausführlich begründen, warum eine Reha in Ihrem Fall sinnvoll und nötig ist. Von Ihrer Krankenkasse erhalten Sie den

Bescheid, ob die Reha genehmigt oder abgelehnt wurde. Bei einer Ablehnung haben Sie die Möglichkeit, Widerspruch einzulegen. Holen Sie sich dafür professionelle Unterstützung, bspw. bei einer Reha-Beratungsstelle wie dem Arbeitskreis Gesundheit e. V. Auf der Webseite des Vereins können Sie auch nach einer geeigneten Reha-Klinik suchen.

Die Pflege zu Hause organisieren – Praxistipps

Sie haben in den ersten zwei Kapiteln des Ratgebers viele Informationen erhalten. Diese stellen nur eine Zusammenstellung der wichtigsten Informationen dar. Es gibt noch weitere Sachverhalte zu bedenken, die die ambulante Pflege betreffen, aber einem anderen Themenbereich zugeordnet werden. Eines dieser

Themen betrifft Vorsorge und Vollmachten. Sind Sie zum Beispiel von Ihrem Angehörigen bevollmächtigt worden, in seinem Sinne zu handeln? Wenn dem nicht so ist, können Sie aus rechtlicher Sicht nicht für ihn tätig werden. In diesem Abschnitt möchte ich Ihnen praktische Hilfen an die Hand geben, damit Sie beim Auftreten eines Pflegefalls nicht die Übersicht verlieren. Zudem finden Sie am Ende des Ratgebers nützliche Links, sodass Sie sich in die Thematik tiefer einlesen können.

DIE ERSTEN SCHRITTE IM ÜBERBLICK

In wenigen Familien wird über Krankheit und Pflegebedürftigkeit offen gesprochen, bevor sie eintreten. Daher ist auch selten bekannt, was sich ältere Menschen diesbezüglich wünschen. Wenn dann plötzlich ein Pflegefall auftritt, sehen sich die Angehörigen mit Fragen konfrontiert, über die nie ein Wort verloren wurde. Da aus eigenem Interesse eine Beschäftigung mit der Thematik nicht stattfindet, wissen Betroffene nicht, wohin sie sich wenden können und welche Schritte sie als Erstes angehen müssen. Einige haben das Glück, eine kompetente Beratung zu erhalten, bspw. im Rahmen des Krankenhaus-Entlassmanagements. Andere werden damit überrumpelt, dass Mutter oder Vater nach Hause entlassen werden, ohne dass die Pflege sichergestellt ist. Um Sie vor einem ähnlichen Schicksal zu bewahren, nutzen Sie die folgende Checkliste. Einige der Punkte sind optional, da sie von der individuellen Ausgangssituation abhängen.

✓ Bei Krankenhausaufenthalt: Sozialdienst aufsuchen und um Hilfe bitten (Stichwort: gesetzlicher Anspruch auf ein Entlassmanagement)

✓ Alternativ: Pflegeberatung der Krankenkasse nutzen oder unabhängige Beratungsstelle/Pflegestützpunkt aufsuchen

✓ Wenn noch nicht vorhanden: Vorsorgevollmacht vom Pflegebedürftigen ausstellen lassen

✓ Antrag auf Pflegeleistungen stellen

✓ <u>Optional</u>: kurzzeitige Arbeitszeitverhinderung (10 Tage) zur Organisation der Pflege und Pflegeunterstützungsgeld beantragen

✓ Aufklärungsgespräch mit Haus-, Fach- oder Krankenhausarzt und Pflegepersonal zur Einschätzung des Pflegeaufwands, des Zeitbedarfs und notwendiger Hilfsmittel

✓ „Familienkonferenz" – alle Familienmitglieder an einen Tisch holen und sachlich über die Situation sprechen. Wünsche des Pflegebedürftigen (realistisch betrachtet) einbeziehen. Abklären, wer in welchem Umfang Aufgaben übernehmen kann, ggf. über Freistellungsmöglichkeiten sprechen und diese beantragen.

✓ <u>Hausarzt einbeziehen</u>: Verordnung für häusliche Krankenpflege sowie Rezepte für Hilfsmittel und Therapien ausstellen lassen

✓ <u>Arbeitgeber einbeziehen</u>: Welche Unterstützung kann der Arbeitgeber bieten (bezahlte Freistellung, Home-Office, flexible Arbeitszeiten o. Ä.)? Gibt es einen Pflegelotsen im Unternehmen?

✓ Professionelle Dienstleister kontaktieren (Pflege- und Betreuungsdienste, Tagespflege, Therapeuten), Kapazitäten erfragen, Kostenvoranschläge und Leistungen vergleichen

→ Kontaktdaten finden Sie im Internet oder Sie können sich diese von der Pflegekasse zuschicken lassen.

✓ Das Wohnumfeld für die Pflege vorbereiten, bspw. Räumlichkeiten auf eine Etage zusammenlegen

Die Situation ist für alle Beteiligten neu, daher werden die ersten Tage und Wochen sehr anstrengend für Sie. Die wichtigsten Schritte haben Sie in die Wege geleitet. Im Laufe der Zeit werden bei Ihnen weitere Fragen auftauchen oder sich Versorgungslücken zeigen. Wenn Sie eine Pflegeberatung nutzen, scheuen Sie sich nicht, Probleme anzusprechen und gemeinsam nach einer Lösung zu suchen. Weitere Themen kommen auf Sie und Ihre Familie zu, bspw. die langfristige Finanzierung der Pflege, die Frage nach einer Patientenverfügung oder der Wunsch nach mehr

Entlastung sowie die Frage, wie dieser umgesetzt werden kann. Pflegeberatung ist ein unbefristetes Angebot, das Sie jederzeit in Anspruch nehmen können.

VORBEREITUNG UND ABLAUF DER PFLEGEGRADBEGUTACHTUNG

Sie haben einen Antrag auf Pflegeleistungen bei der Pflegekasse Ihres Angehörigen gestellt. Jetzt steht die Frage im Raum, wie es weitergeht und wie Sie sich gut auf die Begutachtung vorbereiten können. Gemäß den Richtlinien des GKV-Spitzenverbandes zur Feststellung der Pflegebedürftigkeit muss dem Versicherten innerhalb von 25 Arbeitstagen nach Eingang des Antrags der Bescheid über den Pflegegrad vorliegen. Ausnahmen liegen vor, wenn die betroffene Person zum Zeitpunkt des Antrags im Krankenhaus oder einer Reha-Klinik ist und die Weiterversorgung nicht ohne Pflegegrad sichergestellt werden kann oder Angehörige eine Freistellung nach Pflege- oder

Familienpflegezeit in Anspruch nehmen möchten. Dann beträgt die Bearbeitungsfrist eine Woche. Die verkürzte Frist gilt auch, wenn sich der Antragsteller in einer palliativen Situation befindet, also in einem Hospiz oder von einem ambulanten Palliativteam versorgt wird.

Eine Frist von zwei Wochen besteht, wenn der Antragsteller zu Hause versorgt wird und Angehörige Pflege- oder Familienpflegezeit angekündigt haben. Je nachdem, in welcher Pflegesituation Sie sich befinden, können Sie also mit einer Entscheidung innerhalb einer bis fünf Wochen rechnen. Bei den verkürzten Fristen wird häufig auf Aktenlage entschieden, das heißt, es werden vorliegende Arztberichte und die Pflegedokumentation für die Entscheidung genutzt. In nicht palliativen Situationen ist die Entscheidung auf Aktenlage in den meisten Fällen vorläufig. Daher findet eine persönliche Begutachtung zu einem späteren Zeitpunkt statt. Egal, ob bei Ihrem Angehörigen die volle oder eine verkürzte Frist gilt, wenn eine persönliche Begutachtung notwendig ist, werden Sie schriftlich über den Termin informiert. Mit dem Brief erhalten Sie einen Flyer über den Ablauf und die Grundlagen der Begutachtung und einen Selbstauskunftsbogen. Das Ausfüllen des Fragebogens ist freiwillig und soll den Gutachtern im Vorfeld die Vorbereitung auf das Gespräch vereinfachen.

Tipp: Wenn Sie den Selbstauskunftsbogen ausfüllen, dann machen Sie das nicht halbherzig, sondern überlegen Sie genau, was auf Ihren Angehörigen zutrifft. Wenn Sie unsicher sind, dann füllen Sie den Fragebogen nicht aus. Es kommt vor, dass Begutachtungen auf Aktenlage ausschließlich auf diesem Fragebogen basieren und das Ergebnis nicht der Realität entspricht, weil er nicht vollständig ausgefüllt wurde.

Um zu verstehen, wie die Begutachtungssituation verläuft und wie ein bestimmter Pflegegrad zustande kommt, gehe ich detaillierter auf die Richtlinien ein. Mit der Neu-Definition des Pflegebedürftigkeitsbegriffs im Januar 2017 wurden auch die Richtlinien für die Begutachtung angepasst.

Seither stehen die Ressourcen und Fähigkeiten eines Menschen mehr im Vordergrund als seine Einschränkungen. Der Betroffene sollte bei der Begutachtung nicht allein sein. Häufig kommt es vor, dass sich ältere Menschen selbstständiger darstellen, als sie sind, und damit das Ergebnis verfälschen.

Richten Sie es also ein, dass eine Bezugsperson dabei ist, die Einblick in den Pflegeaufwand hat. Bei der Begutachtung erfragt der Gutachter zunächst die krankheitsspezifische Vorgeschichte des Versicherten, um zu verstehen, wodurch die aktuellen Einschränkungen verursacht werden. Es werden weitere Informationen erfasst, zum Beispiel die aktuelle Versorgungssituation, vorliegende ärztliche Befunde, vorhandene Hilfsmittel und die Wohnsituation, die noch keine Auswirkungen auf die Bewertung haben. Ausschlaggebend für die Höhe des Pflegegrads sind die Bewertungen in den sechs Modulen des Begutachtungsinstruments. Diese beziehen sich auf die Lebensbereiche Mobilität, Kognition und Kommunikation, auffällige Verhaltensweisen und psychische

Erkrankungen, Selbstversorgung, Umgang mit krankheitsbezogenen Verrichtungen und Gestaltung des Alltags und sozialer Kontakte. Die Module sind in mehrere Kriterien unterteilt und in jedem Kriterium wird bewertet, wie selbstständig der Versicherte ist. Daraus ergibt sich ein Punktwert, der noch einmal gewichtet wird. Zum Schluss erhalten Sie eine Punktzahl zwischen 0 und 100. Je nachdem, wie hoch der Wert ausfällt, erhält Ihr Angehöriger einen bestimmten Pflegegrad bescheinigt.

Tipp: Es gibt im Internet viele Pflegegradrechner, mit denen Sie sich im Vorfeld den Pflegegrad errechnen können. Doch seien Sie mit Ihren Erwartungen vorsichtig. Als Laie sind Ihnen die Begutachtungsrichtlinien und Definitionen der Kriterien nicht bekannt, somit können Sie fachlich nicht richtig einschätzen, wie selbstständig Ihr Angehöriger wirklich ist. Im ungünstigsten Fall werden Ihre Erwartungen herb enttäuscht und Sie haben bereits mit den Leistungen des Pflegegrads geplant. Für ein verlässliches Ergebnis ziehen Sie einen Pflegedienst oder eine Pflegeberatung zu Rate.

An einem Beispiel möchte ich Ihnen zunächst die vier Grade der Selbstständigkeit erläutern. Diese kommen in den Modulen 1, 4 und 6 zum Einsatz. Frau Schmidt benötigt zum Gehen einen Rollator. Wenn sie diesen benutzt, geht sie sicher und hat keine Angst, zu stürzen. In diesem Fall wird der Gutachter Frau Schmidt als „selbstständig" einstufen, da sie die Aktivität ohne oder mit Hilfsmittel allein durchführen kann. Das Vorhandensein von Hilfsmitteln ist kein Garant dafür, einen Pflegegrad zu erhalten.

Wichtig ist immer, ob der Betroffene Hilfe von einer weiteren Person benötigt. Wenn Frau Schmidt regelmäßig ihren Rollator in einem Zimmer vergisst und dieser bereitgestellt werden muss, dann besteht ein Hilfebedarf durch eine andere Person. Da es sich um einen geringen Aufwand handelt, wird der Gutachter sie als „überwiegend selbstständig" einstufen. Frau Schmidt geht es im Laufe der Monate schlechter. Sie hat an körperlicher Kraft verloren und geht kleinschrittig und zittrig am Rollator. Es kommt häufig zu Stürzen, sodass sie immer jemanden benötigt, der sie begleitet oder stützt. In diesem Fall ist eine Bewertung als „überwiegend unselbstständig" realistisch. Nach einem weiteren Sturz zu Hause sitzt Frau Schmidt dauerhaft im Rollstuhl. Ihr fehlt die Kraft, diesen selbst zu bewegen, daher muss sie geschoben werden. Der Gutachter stuft sie als „unselbstständig" ein.

Als Faustregel können Sie sich Folgendes merken:
➤ selbstständig = mit oder ohne Hilfsmittel; keine personelle Hilfe nötig
➤ überwiegend selbstständig = punktuelle personelle Unterstützung
➤ überwiegend unselbstständig = umfassende personelle Hilfe
➤ unselbstständig = vollständige Übernahme der Aktivität durch die Pflegeperson
Im Modul 2 wird erfasst, inwieweit eine kognitive Fähigkeit, bspw. die zeitliche Orientierung oder das Erinnerungsvermögen, erhalten ist. In den

Modulen 3 und 5 wird die Häufigkeit der personellen Hilfestellung erfasst. Der Gutachter wird nicht jedes Kriterium einzeln erfragen. Viele Einschränkungen und Ressourcen kann er vom Zeitpunkt seiner Ankunft an beobachten, zum Beispiel, wie der Gang Ihres Angehörigen ist, wenn er die Tür aufmacht. Anderes wird er sich demonstrieren lassen, bspw. wie hoch der Pflegebedürftige die Arme heben oder wie tief er sich im Sitzen bücken kann.

Diese Demonstrationen stehen stellvertretend für Alltagshandlungen, bspw. Haare waschen oder Socken und Schuhe anziehen. Wenn sich Ihr Familienmitglied nur bis zu den mittleren Schienbeinen fassen kann, benötigt es vermutlich Hilfe beim Ankleiden des Unterkörpers. Bestehen Auffälligkeiten bei der Kognition, stellt der Gutachter Fragen dazu, zum Beispiel, was es am Vortag zum Mittagessen gab oder welcher Wochentag gerade ist.

Am Ende der Begutachtung wird Ihnen der Gutachter das Ergebnis nicht mitteilen, da er das Gutachten noch ausarbeiten muss. Durch die

Gewichtung der Module können einzelne Punkte einen großen Unterschied machen. Es wird vermieden, falsche Erwartungen zu schüren. Der Sachverständige wird im Anschluss noch Hilfsmittel und Therapien ansprechen, die er empfehlen möchte. All dies wird in den Bericht aufgenommen. Das ausgearbeitete Gutachten wird an die Pflegekasse weitergeleitet, welche die Entscheidung über den Pflegegrad auf Basis der Empfehlung des Medizinischen Dienstes trifft. Sie erhalten per Post sowohl den Bescheid als auch das Gutachten. Wenn der Pflegegrad nicht der Realität entspricht, können Sie innerhalb von vier Wochen schriftlich Widerspruch einlegen. Sie sollten dazu eine umfangreiche Begründung beilegen. Das erleichtert das weitere Vorgehen.

Nachdem Sie einige theoretische Grundlagen erfahren haben, erhalten Sie eine übersichtliche Checkliste für die Vorbereitung auf den Besuch des Gutachters.

✓ Begutachtungstermin wahrnehmen – Sagen Sie nur im Notfall ab, da die Frist von 25 Arbeitstagen dann nicht mehr greift und ein neuer Termin lange auf sich warten lassen kann.

✓ Begleitperson für Ihren pflegebedürftigen Angehörigen einplanen, ggf. externe Fachkraft hinzuziehen (Pflegeberatung oder Pflegedienst)

✓ Optional: Selbstauskunftsbogen ausfüllen

✓ ärztliche Befunde, Therapieberichte, Pflegedokumentation etc. bereitlegen, soweit vorhanden

✓ Optional: Pflegetagebuch führen – Das ist keine Pflicht mehr, kann Ihnen als Vorbereitung aber helfen. Der Zeitaufwand ist nicht mehr ausschlaggebend. Achten Sie eher darauf, bei welchen Tätigkeiten, in welchem Umfang und wie oft Sie unterstützen.

✓ Bringen Sie das Wohnumfeld und Ihren Angehörigen nicht auf Hochglanz. Der Gutachter hat nur wenig Zeit, sich ein realistisches Bild zu machen. Wenn Ihr Angehöriger immer ungekämmt und die Wohnung regelmäßig nicht sauber ist, dann sollte es auch an diesem Tag so sein.

✓ Bleiben Sie bei dem Gespräch sachlich und stellen Sie Rückfragen, wenn Sie etwas nicht verstehen. Antworten Sie auf Fragen nicht stellvertretend für Ihren Angehörigen.

✓ Machen Sie sich Notizen während des Gesprächs. Falls ein Widerspruch nötig ist, können Notizen über bestimmte Aussagen des Gutachters und seine Vorgehensweise hilfreich sein.

✓ Scheuen Sie sich nicht, ein Feedback über die Begutachtung zu geben. Nur so können Prozesse verbessert werden. Lob und Kritik können Sie online, per Post, per E-Mail oder telefonisch an den Medizinischen Dienst richten.

Weiterführende Links und Informationen finden Sie am Ende des Ratgebers.

ENTSPANNEN UND KRAFTTANKEN – DIE URLAUBSVERTRETUNG RICHTIG VORBEREITEN

Es ist Zeit, sich eine Erholungpause zu gönnen. Die Pflege eines Angehörigen ist kräftezehrend und vereinnahmend. Daher achten Sie auf Ihre Gesundheit und schaffen Sie sich Momente zum Entspannen. Ein Urlaub ist dafür bestens geeignet.

Doch wer kümmert sich in dieser Zeit um Ihr Familienmitglied?

In Kapitel 2 haben Sie bereits erfahren, dass Sie die Leistungen der Verhinderungspflege nutzen können, um eine Ersatzpflege während Ihres Urlaubs zu organisieren. Dies kann über einen nahen Angehörigen, andere Privatpersonen, Pflege- und Betreuungsdienste, teilstationäre Einrichtungen oder in einem Pflegeheim erfolgen. Für die Ersatzpflege durch nahe Angehörige erhalten Sie das 1,5-Fache des Pflegegelds. Für die Ersatzpflege durch andere Personen oder Dienstleister können Sie 1612 Euro pro Jahr abrechnen. Wenn Sie das Kurzzeitpflegebudget nicht nutzen, können Sie davon bis zu 806 Euro in die Verhinderungspflege übertragen. Ihnen stehen damit maximal 2418 Euro zur Verfügung. Was Sie bei der Urlaubs- und Vertretungsplanung nicht vergessen dürfen, lesen Sie in der folgenden Checkliste.

✓ Frühzeitiger Beginn der Planungen, mindestens 6 Monate vorher

✓ Zeitraum für den Urlaub festlegen

✓ Pflegeaufwand einschätzen: Wie häufig und in welchem Umfang muss unterstützt werden? Kann Ihr Angehöriger stundenweise und nachts allein bleiben?

✓ „Familienkonferenz" – Sprechen Sie in der Familie über die Urlaubsvertretung und den Pflegeaufwand. Wer kann was übernehmen? Soll ein Pflegedienst involviert oder die Nutzung ausgeweitet werden? Soll der Pflegebedürftige vorübergehend in eine Tagespflege gehen oder in einem Pflegeheim untergebracht werden?

✓ Kontaktaufnahme zu Pflege-/Betreuungsdiensten/Pflegeheimen, Kapazitäten erfragen, Kostenvoranschläge anfordern, Zeitraum verbindlich vereinbaren

✓ Antrag auf Verhinderungspflege und ggf. auf Umwandlung des Kurzzeitpflegebudgets bei der Pflegekasse stellen

✓ Verhinderungspflege gut vorbereiten: Medikamentenvorrat aufgefüllt? Pflegeverbrauchsmittel ausreichend vorhanden? Untervollmacht erteilt? Notfallkontakt eingerichtet?

✓ Urlaub genießen

Statt einer konservativen Ersatzpflege bei dem Pflegebedürftigen zu Hause oder in einem Pflegeheim gibt es auch die Möglichkeit, dass Sie mit Ihrem Angehörigen verreisen oder er allein verreist. Dies ermöglichen spezielle Reiseanbieter für pflegebedürftige Menschen. Die Reiseanbieter arbeiten meist mit Ehrenamtlichen zusammen, die als Reisebegleiter jeweils einem Gast zugeteilt sind und diesen versorgen und betreuen. Zusätzlich ist eine Pflegefachkraft anwesend für die Übernahme und Unterstützung bei pflegerischen und medizinischen Tätigkeiten.

Während des Urlaubs wird individuell auf Ihren Angehörigen eingegangen. Es sind häufig verschiedene Aktivitäten und Ausflüge geplant, sodass es eine echte Abwechslung zum Alltag zu Hause darstellt. Die Kosten für eine Reise sind nicht unerheblich. Es können diverse Zuschüsse der Pflegekasse verrechnet werden. Dazu gehören natürlich das Budget für Verhinderungspflege, 806 Euro aus der Umwandlung des Kurzzeitpflegebudgets, angesparte Entlastungsbeträge und

Sachleistungen, die in dieser Zeit nicht von Ihrem Pflegedienst abgerechnet werden. Je nach Reiseziel und Dauer bleibt ein Eigenanteil von 1300 Euro bis 3000 Euro, der privat zu zahlen ist. Es besteht auch die Möglichkeit, dass Sie gemeinsam mit Ihrem Angehörigen an einer Reise teilnehmen und sich schöne Erlebnisse und Erinnerungen schaffen.

Fazit

Sich dafür zu entscheiden, einen Angehörigen zu Hause zu pflegen, sollte nicht leichtfertig getroffen werden. Wenn Sie von der Entscheidung weit entfernt sind, thematisieren Sie es dennoch mit Ihren Eltern, Geschwistern oder anderen Verwandten. Eine offene Kommunikation aller Beteiligten über Erwartungen und Wünsche in diesem Zusammenhang ist notwendig, um zu einem zufriedenstellenden Kompromiss zu gelangen. Auch wenn Sie bereits pflegebedürftige Angehörige versorgen, ist es noch nicht zu spät, dies zu tun. Es schützt Sie davor, sich selbst zum Wohle anderer aufzugeben, und Ihre Familienmitglieder vor einer großen Enttäuschung.

Nutzen Sie die Informationen aus diesem Ratgeber. Holen Sie sich zum Beispiel Hilfe bei einem Pflegestützpunkt. Die Beratenden können zusätzlich als Moderatoren fungieren, um zu vermitteln und einen Kompromiss in der Familie zu finden. Sie klären auf, beraten zu den verschiedenen Leistungen der Pflegeversicherung und helfen Ihnen, Anbieter zu finden und entsprechende Anträge zu stellen. Betrachten Sie diesen Ratgeber als Hilfestellung für zukünftige Entscheidungen. Eine gut vorbereitete häusliche Pflege, die von mehreren Personen getragen wird, kann Pflegenden und Pflegebedürftigen durchaus schöne und erfüllende Momente bereiten.

Herstellung und Verlag:

BoD – Books on Demand, Norderstedt

ISBN: 9783756850594

© Martina Seefeld 2022

1. Auflage

Kontakt: Psiana eCom UG/ Berumer Str. 44/ 26844 Jemgum

Covergestaltung: Fenna Larsson

Coverfoto: depositphotos.com